Birgit Henze

AKTIVIEREN MIT HANDGYMNASTIK

Fingerspiele für Menschen mit und ohne Demenz

Band 1

schlütersche

Die Autorin

Birgit Henze ist Krankenschwester, Ergotherapeutin sowie Fachkraft für Gerontopsychiatrie und somit eine absolute Expertin auf diesem Gebiet: Seit vielen Jahren ist sie in der Sozialen Betreuung tätig und leitet diesen Bereich in einer Berliner Pflegeresidenz. All ihre Vorschläge und Angebote sind daher bestens praxiserprobt.

Bibliografische Information der Deutschen Nationalbibliothek

Die Deutsche Nationalbibliothek verzeichnet diese Publikation in der Deutschen Nationalbibliografie; detaillierte bibliografische Daten sind im Internet über http://dnb.de abrufbar.

ISBN 978-3-89993-361-1 (Print)
ISBN 978-3-8426-8743-1 (PDF)
ISBN 978-3-8426-8744-8 (EPUB)

2. Auflage

Aus Gründen der besseren Lesbarkeit wurde in diesem Buch gelegentlich die männliche Form gewählt, nichtsdestoweniger beziehen sich Personenbezeichnungen gleichermaßen auf Angehörige des männlichen und weiblichen Geschlechts sowie auf Menschen, die sich keinem Geschlecht zugehörig fühlen.
Autorin und Verlag haben dieses Buch sorgfältig erstellt und geprüft. Für eventuelle Fehler kann dennoch keine Gewähr übernommen werden. Weder Autorin noch Verlag können für eventuelle Nachteile oder Schäden, die aus in diesem Buch vorgestellten Erfahrungen, Meinungen, Studien, Therapien, Medikamenten, Methoden und praktischen Hinweisen resultieren, eine Haftung übernehmen. Insgesamt bieten alle vorgestellten Inhalte und Anregungen keinen Ersatz für eine medizinische Beratung, Betreuung und Behandlung.
Etwaige geschützte Warennamen (Warenzeichen) werden nicht besonders kenntlich gemacht. Daraus kann nicht geschlossen werden, dass es sich um freie Warennamen handelt.

Gedruckt mit mineralölfrei hergestellten Druckfarben und Strom aus erneuerbaren Energien. Die eingesetzten Klebe- und Bindestoffe entsprechen den derzeitigen Umweltstandards, die vom RAL Institut für Gütesicherung und Kennzeichnung geprüft wurden.

Umschlaggestaltung:	Kerker + Baum, Büro für Gestaltung GbR, Hannover
Titelbild:	Birgit Henze
Satz:	PER MEDIEN & MARKETING GmbH, Braunschweig
Satz Neuauflagen:	Sandra Knauer Satz · Layout · Service, Garbsen
Druck und Bindung:	Salzland Druck GmbH & Co. KG, Staßfurt

Inhalt

Einleitung

In meiner Arbeit mit älteren Menschen und Hochbetagten, bemerkte ich wiederholt, dass sie häufig ihre Hände und Finger bewegen – teilweise willkürlich, teilweise unwillkürlich. Das Bewegen der Hände und Finger schien ihnen gut zu tun, ihnen eine Art von Sicherheit zu vermitteln. Die Senioren, gerade auch Menschen mit Demenz, wirkten ruhiger und gleichzeitig konzentrierter, aufnahmefähiger. Ich fragte mich, ob das mit den Handbewegungen zusammenhängt und was dahinter steckt?

Bei meiner Recherche stieß ich auf interessante Erkenntnisse:

- Aus der klinischen Neurobiologie und -psychologie ist bekannt, dass die zehn Finger etwa 60 Prozent der Hirnoberfläche repräsentieren. So besitzt jeder Mensch in seinen verschiedenen Hirngebieten quasi »Landkarten« seiner gesamten Körperoberfläche. Und: Hirn und Körperoberfläche sind miteinander verknüpft. Werden also Finger und Hände durch Gymnastik stimuliert, kann das positive Auswirkungen auf unsere kognitiven Leistungen haben – also etwa auf die Konzentration und Merkfähigkeit! (Vgl. z. B. P. Berlit 2011 oder J. Lehrner et al. 2011)
- Untermauert wird das durch die folgende Aussage der Gehirn-Trainerin Bettina Jasper: *»Wenn Finger und Hände gezielt bewegt werden, dann tue ich für die Durchblutung des Gehirns genauso viel als wäre der ganze Rumpf aktiv. Wenn die Finger eine neue Übung einstudieren, die das Denken mit einschließt, arbeitet der Geist auf Hochtouren.«* (SZ.de v. 22.05.2010, abgerufen am 05.01.2016)
- Zudem haben gymnastische Fingerübungen natürlich die Förderung der Beweglichkeit und Motorik zur Folge: Gerade Menschen mit Fingergelenksarthrose profitieren hier von regelmäßigen Übungen. Sie können so die Aktivität, Griffstärke ihrer Hände verbessern und sogar gegen Schmerzen antrainieren, wie eine norwegische Studie eindrucksvoll beweist. (Vgl. T. Henning, M. Hansens 2013)

Mit diesem Hintergrundwissen machte ich es mir bei meiner Arbeit mit den Senioren zur Gewohnheit, Bewegungsübungen der Finger und Hände durchzuführen. Das kam sehr gut bei ihnen an und wurde freudig durchgeführt.

Schließlich entwickelten sich daraus eigene Einheiten mit umfangreichen Übungen: die Handgymnastik. Die entsprechenden Kurse waren bald so gut besucht, dass ich zusätzliche Termine anbieten musste.

Aktuell kann ich berichten, dass »meine Senioren« bei den Handgymnastik-Runden immer sehr fröhlich und aktiv sind. Die Gymnastik wirkt sogar nachhaltig, denn:

- Demenzbetroffene im ersten oder zweiten Stadium profitieren häufig in Form von gesteigerter Konzentration, Ruhe und Erfolgserlebnissen, wenn ihnen die Übungen gelingen.
- Auch Teilnehmer mit Bewegungseinschränkungen können gut mitmachen – b. Bd. kann die Gymnastik auch am Bett durchgeführt werden.
- Viele Teilnehmer üben neben den angebotenen Terminen für sich und präsentieren beim nächsten Treffen stolz ihre Fortschritte.

In diesem Sinne wünsche ich Ihnen viel Spaß bei der Durchführung!

Birgit Henze

Bitte beachten Sie!

Der Übungsraum sollte vor Beginn frisch gelüftet sein und eine angenehme Raumtemperatur besitzen.

Alle Teilnehmer sitzen auf bequemen Stühlen an Tischen. Mobilitätseingeschränkte Senioren können auch im Rollstuhl sitzend teilnehmen.

Die Finger und Hände sollten vor jeder Übungseinheit aufgewärmt werden. Dafür bieten sich das kräftige Aneinanderreiben der Hände und kurze Fingermassagen der einzelnen Finger nacheinander an. Das kann jeder Teilnehmer in der Regel selbst durchführen.

Alle Übungen sind stets langsam und mit Bedacht auszuführen. Es gilt, die Gelenke achtsam zu dehnen und Arme, Hände und Finger bewusst und ruhig zu bewegen.

Es ist sinnvoll, mit einer kleinen Basisgymnastik zu starten, die die Teilnehmer auf die Fingerübungen einstimmt und ein lockeres, möglichst aufrechtes Sitzen vorbereitet (siehe Übungen 1–7).

Basisgymnastik

Übung 1: Rücken strecken und beugen

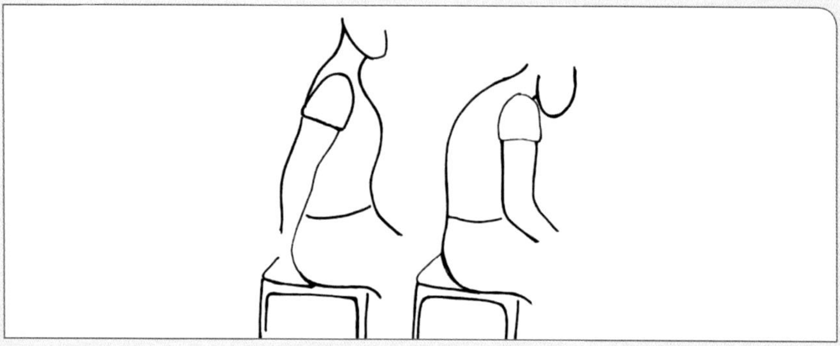

Den Rücken im Sitzen aufrichten und strecken, sodass man aufrecht sitzt. Die Schultern dabei locker »fallenlassen«.

Diese Anspannung für ca. 30 Sekunden halten, dann den Rücken mit einem Katzenbuckel nach vorne beugen und auch für ca. 30 Sekunden entspannen.

Diese Übung dreimal im Wechsel durchführen.

Übung 2: Wirbelsäule drehen

Ausgangsstellung ist das lockere aufrechte Sitzen. Den Oberkörper nun ganz langsam oberhalb der Hüfte zur rechten Seite drehen, kurz verharren und dann zur linken Seite drehen. Bei der Übung auf Langsamkeit achten.

Diese Übung je Seite dreimal wiederholen.

Übung 3: Oberkörper schaukeln

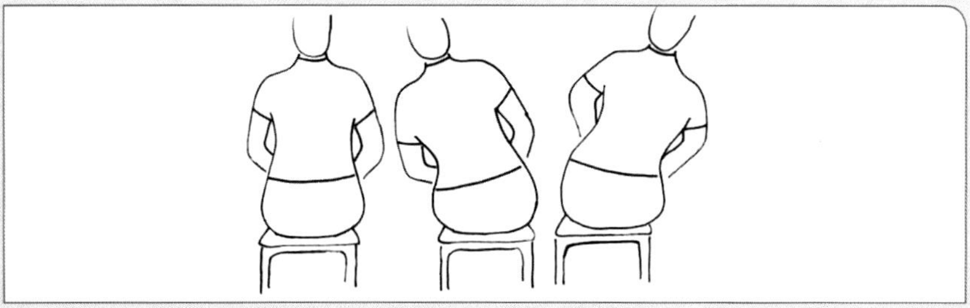

Ausgangsstellung ist das lockere aufrechte Sitzen. Nun den Oberkörper langsam von der linken Seite auf die rechte Seite schaukeln. Dabei wird das Gewicht von einer Pobacke auf die andere verlagert, der Oberkörper gibt die Richtung vor: Oberkörper rechts = Gewicht auf der rechten Pobacke.

Diese Übung mehrmals wiederholen.

Übung 4: Becken schaukeln

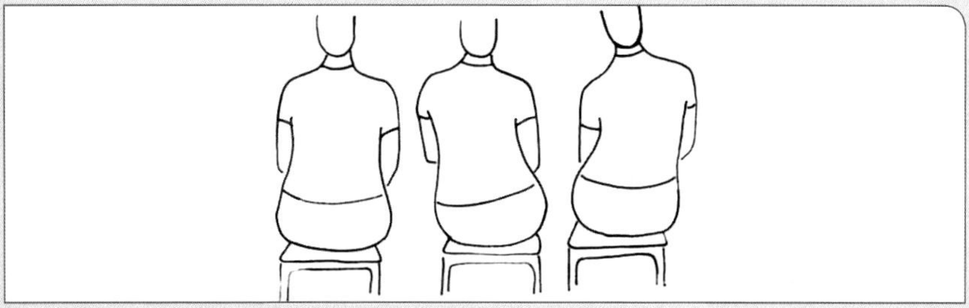

Ausgangsstellung ist das lockere aufrechte Sitzen. Wieder wird das Gewicht von einer Pobacke auf die andere verlagert. Diesmal bleibt der Oberkörper aber in Mittelstellung – es wird also nur das Becken bewegt und »geschaukelt«.

Diese Übung mehrmals wiederholen.

Übung 5: Becken kippen

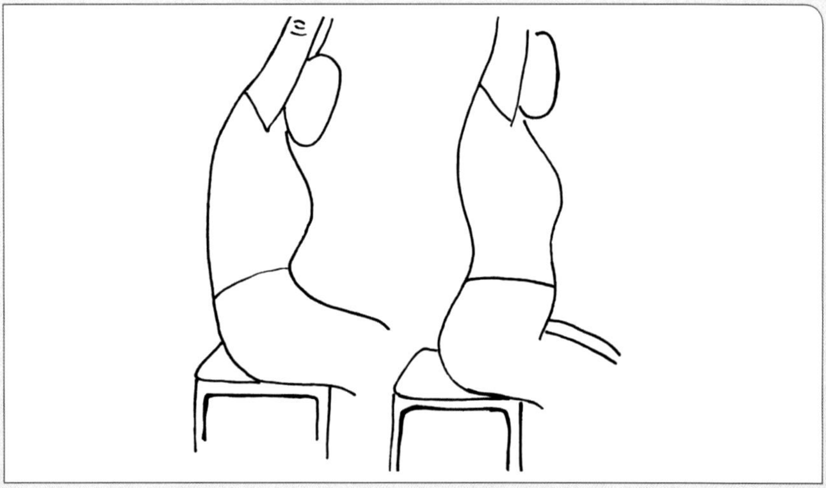

Ausgangsstellung ist das lockere aufrechte Sitzen. Die Arme parallel nach oben strecken. Nun das Becken abwechselnd und langsam nach vorne und nach hinten kippen – die jeweilige Bewegung pflanzt sich über die Lendenwirbelsäule in die weitere Wirbelsäule nach oben fort.

Diese Übung erfordert ein wenig Übung, wirkt aber wunderbar entspannend für die Wirbelsäule. Zur Verdeutlichung kann man die Anweisung geben, vom Hohlkreuz zum Katzenbuckel zu wechseln.

Übung 6: Schultern heben

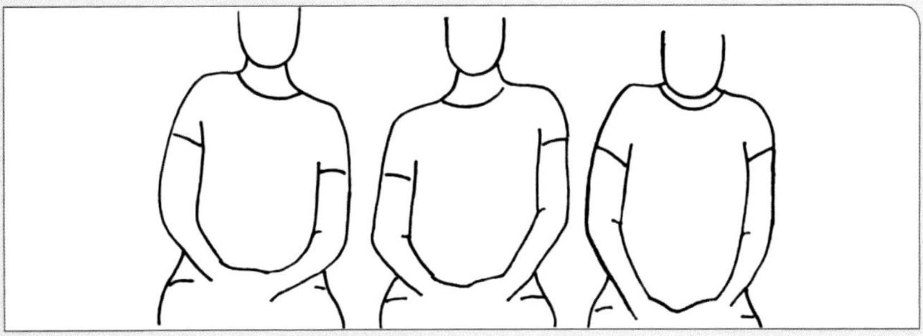

Aufrecht sitzen und die rechte Schulter nach oben ziehen. Kurz halten und fallen lassen. Danach die linke Schulter hochziehen, kurz halten und fallen lassen.

Die Übung im Wechsel dreimal wiederholen.

Der Kopf bleibt dabei gerade und wird nicht mit bewegt.

Anschließend beide Schultern gleichzeitig heben, kurz halten, fallen lassen und der Entspannung nachfühlen. Auch das dreimal wiederholen.

Übung 7: Schultern kreisen

Aufrecht sitzen und die rechte Schulter dreimal langsam nach hinten kreisen lassen. Anschließend die linke Schulter dreimal langsam nach hinten kreisen lassen. Danach kurz verweilen.

Dann das Kreisen wiederholen – nun aber in Vorwärtsbewegungen: Aufrecht sitzen und die rechte Schulter dreimal langsam nach vorne kreisen lassen. Gleiches mit der linken Schulter durchführen.

Handgymnastik ohne Materialien

Übung 8: Arme strecken

Abwechselnd die Arme nach oben strecken und wieder auf dem Tisch ablegen.

Abwechselnd die Arme nach vorne strecken und wieder auf dem Tisch ablegen.

Abwechselnd die Arme seitlich strecken und wieder auf dem Tisch ablegen.

Alle Übungen langsam durchführen und je dreimal wiederholen.

Übung 9: Wolle wickeln

Die Unterarme vor den Oberkörper halten und langsam umeinander drehen. Nach einigen Umdrehungen die Richtung wechseln.

Zur Entspannung nach der Übung oder bei Bedarf zwischendurch die Arme kurz ausschütteln oder auf dem Tisch ablegen.

Übung 10: Arme anwinkeln

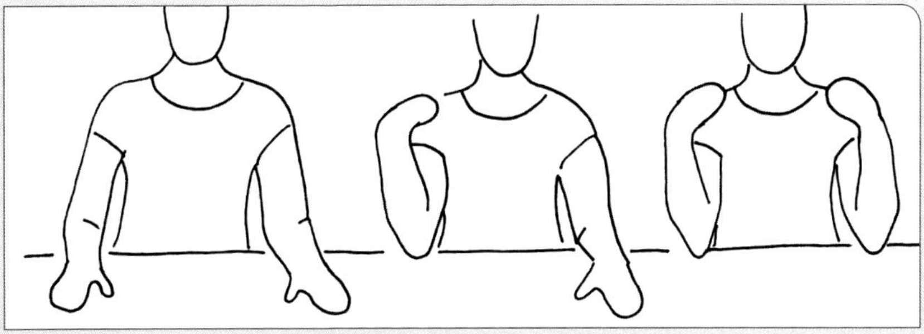

Die Unterarme liegen auf dem Tisch. Jetzt wird im Wechsel erst der rechte dann der linke Unterarm in Richtung Schulter angewinkelt. Der jeweilige Ellenbogen bleibt dabei auf dem Tisch liegen.

Bestenfalls berühren beim Anwinkeln die Finger die Schulter.

Diese Übung mehrfach wiederholen.

Geübte Teilnehmer trainieren dann, beide Unterarme gleichzeitig anzuwinkeln. Auch hier bitte die Ellenbogen auf dem Tisch liegen lassen.

Übung 11: Arme in der Luft kreuzen

Beide Arme werden nebeneinander vor dem Körper in Brusthöhe ausgestreckt.

Der rechte Arm bewegt sich jetzt über dem linken Arm zur linken Seite und der linke Arm unter dem rechten Arm zur rechten Seite und wieder zurück.

Anschließend bewegen sich der rechte Arm unter dem linken Arm zur linken Seite und der linke Arm über dem rechten Arm zur rechten Seite.

Diese Übung mehrfach wiederholen.

Übung 12: Arme liegend anwinkeln

Beide Unterarme liegen locker auf dem Tisch.

Nun im Wechsel erst den rechten dann den linken Unterarm liegend in Richtung des Ellenbogens des anderen Armes anwinkeln und so quasi über den Tisch »wischen«. Dabei die Ellenbogen nicht verschieben.

Übung 13: Arme kreuzen

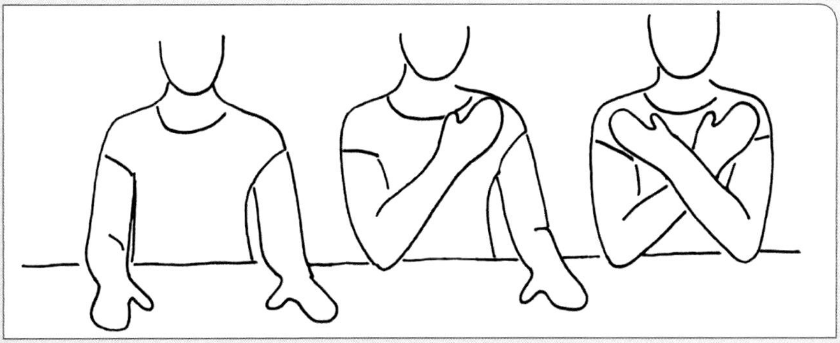

Die Unterarme liegen auf dem Tisch. Jetzt wird im Wechsel erst der rechte Arm in Richtung linke Schulter gehoben. Dabei berührt die rechte Hand die linke Schulter.

Die Hand bleibt an der linken Schulter liegen.

Der linke Arm wird nun in Richtung rechter Schulter gehoben und die linke Hand bleibt an der rechten Schulter liegen.

Anschließend werden erst die linke Hand und dann die rechte Hand wieder auf dem Tisch abgelegt.

Die Übung wird wiederholt; aber jetzt wird mit dem linken Arm begonnen.

Übung 14: Tisch wischen

Mit der rechten Hand raumgreifende Wischbewegungen auf dem Tisch durchführen. Begonnen wird mit kleinen Kreisbewegungen, die dann immer größer werden.

Danach wischt die linke Hand den Tisch.

Die Übung kann unterstützt werden, indem die Hände ein Tuch halten.

Übung 15: Hände waschen und cremen

Die Hände in Waschbewegungen aneinander reiben.

Anschließend Bewegungen, die an das Eincremen der Hände erinnern, durchführen. Dabei die einzelnen Finger massieren und auch den Handrücken und die Fingerzwischenräum nicht aussparen.

Übung 16: Finger ziehen

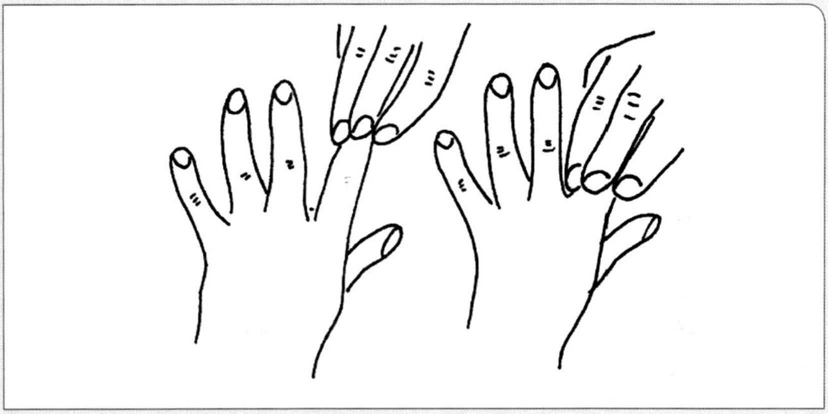

Mit der rechten Hand werden nacheinander alle Finger der linken Hand einzeln von unten nach oben ausgestrichen und an der jeweiligen Fingerkuppe sanft nach oben gezogen.

Begonnen wird am Daumen; es folgen Zeige-, Mittel-, Ring- und kleiner Finger.

Danach werden die Hände gewechselt: Die linke Hand streicht und zieht die Fingen der rechten Hand.

Übung 17: Klavier spielen

Die Finger beider Hände spielen auf dem Tisch ein imaginäres Klavier. Dabei bewegen sie sich voneinander weg und wieder zusammen.

Variation: Die Hände werden vom Tisch gehoben und die Finger spielen in der Luft Klavier. Auch hier werden die Hände voneinander wegbewegt und finden wieder zusammen.

Bei beiden Variationen kann sich der Oberkörper im Rhythmus der Hände mitbewegen und »zur Musik wiegen«.

Übung 18: **Faust**

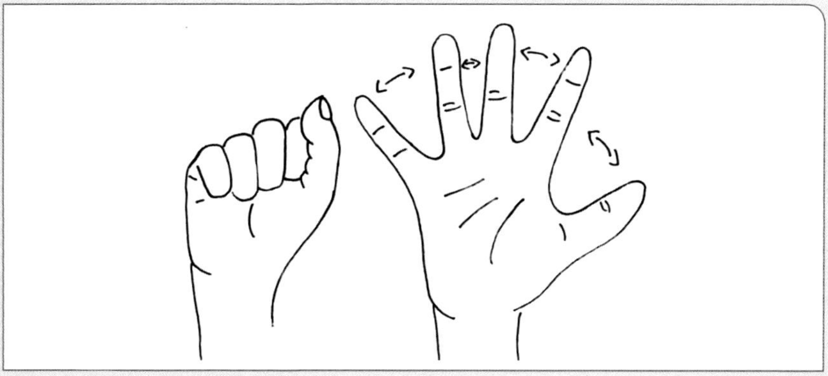

Die Ellenbogen beider Arme liegen auf dem Tisch, die Handflächen zeigen nach oben.

Die Hände werden nun gleichzeitig zur Faust geschlossen und wieder geöffnet. Beim Öffnen werden die Finger kräftig abgespreizt.

Diese Übung mehrfach wiederholen.

Anschließend die Übung im Wechsel durchführen – erst die rechte Hände fausten und öffnen, dann die linke Hand. Auch dies mehrfach wiederholen.

Übung 19: Hände heben

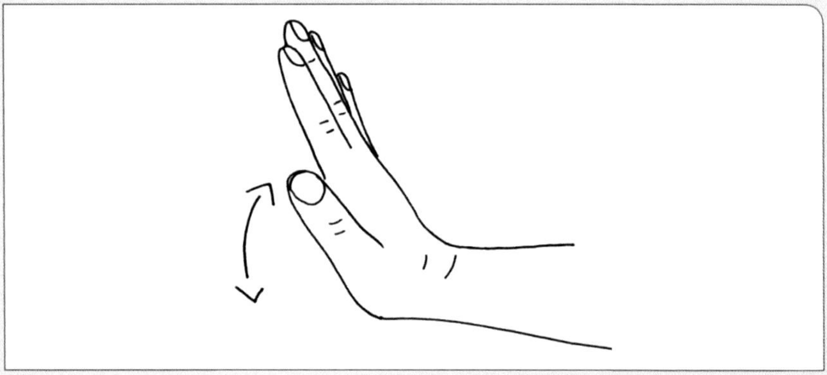

Die Unterarme liegen auf dem Tisch; die Handflächen zeigen nach unten.

Ohne die Unterarme anzuheben, werden die Handflächen und Finger angehoben und an der höchsten Stelle unter Spannung einige Sekunden gehalten. Dann wieder langsam absenken.

Dabei erst die rechte Hand trainieren, dann die linke Hand.

Die Übung im Wechsel mindestens dreimal wiederholen.

Übung 20: Hände schieben

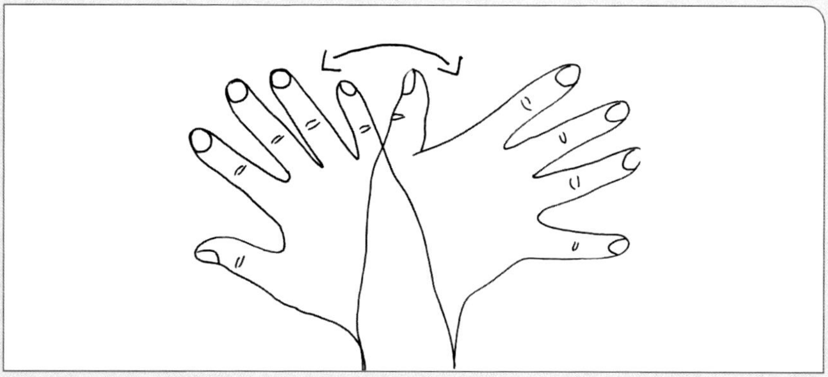

Die Hände und Unterarme liegen auf dem Tisch; die Handflächen zeigen nach unten.

Ohne die Unterarme anzuheben, werden die flach liegenden Handflächen nach rechts und links geschoben.

Diese Übung mit der rechten Hand beginnen. Nach mehrmaligem Schieben in beide Richtungen, ist die andere Hand an der Reihe.

Übung 21: Hände abwinkeln

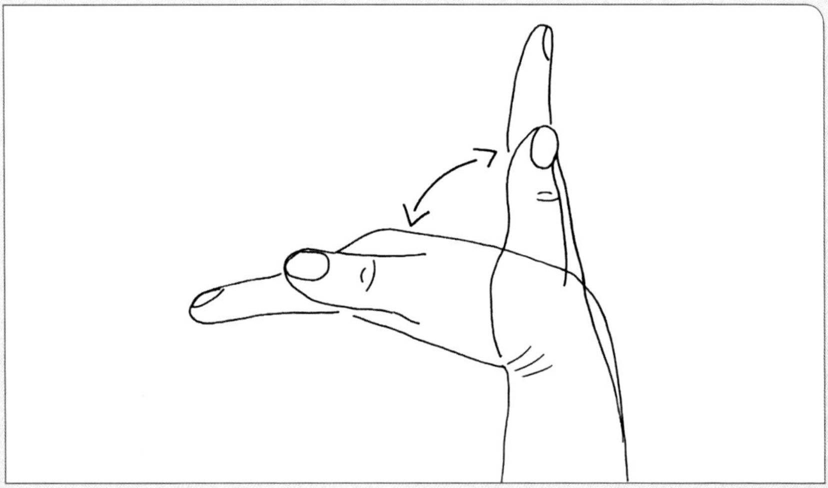

Der rechte Unterarm liegt seitlich auf dem Tisch; die Hand liegt mit der Handkante auf.

Nun wird die Hand im Handgelenk in Richtung Körper angewinkelt und wieder aufgerichtet. Der Unterarm bewegt sich nicht mit. Danach wird die Hand vom Körper abgewinkelt und wieder aufgerichtet.

Diese Übung mehrmals rechts wiederholen und dann mit der linken Hand durchführen.

Übung 22: Hände umlegen

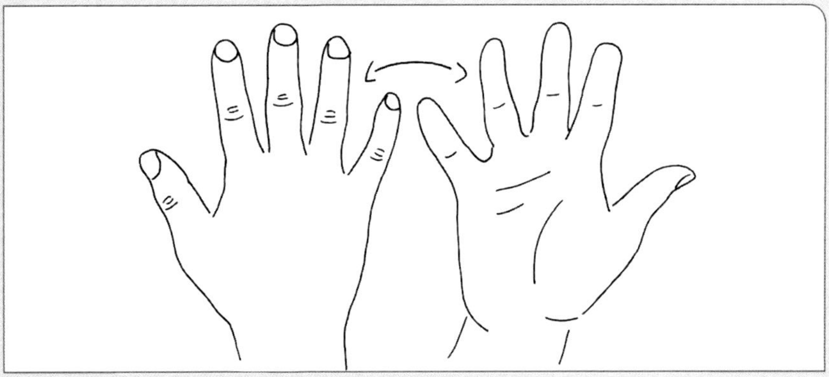

Die rechte Hand liegt mit der Handfläche flach auf dem Tisch.

Nun wird die Hand auf den Handrücken gedreht – quasi umgelegt. Diese Übung mehrfach im Wechsel durchführen.

Anschließend die linke Hand trainieren.

Geübte können auch beide Hände gleichzeitig trainieren und entweder gegengleich oder synchron bewegen.

Übung 23: Finger spreizen

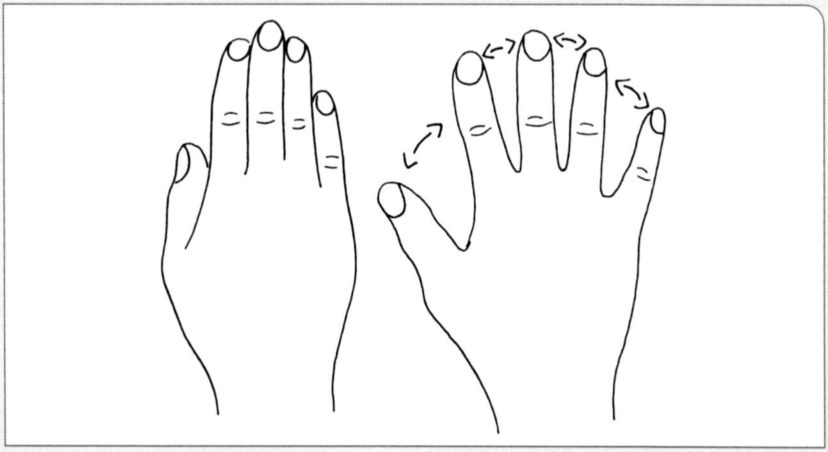

Beide Hände liegen flach auf dem Tisch.

Jetzt die Finger immer im Wechsel abspreizen und wieder zusammenführen. Mehrfach wiederholen.

Übung 24: Finger heben

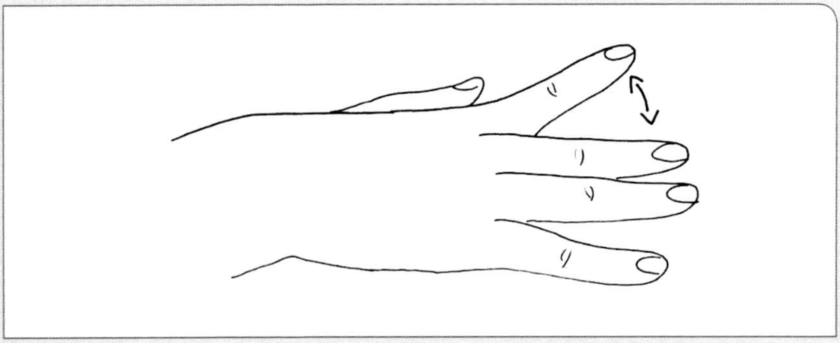

Die Hände nebeneinander flach auf den Tisch legen.

Nun die einzelnen Finger der Reihe nach anheben, unter Spannung kurz halten und wieder ablegen. Dabei mit dem kleinen Finger der linken Hand beginnen.

Diese Übung wird der Reihe nach mit jedem Finger der linken Hand und danach – hier mit dem Daumen beginnend – auch mit den Fingern der rechten Hand durchgeführt.

Nach dem ersten Durchgang wird die Übung wiederholt, dieses Mal mit dem kleinen Finger der rechten Hand beginnend.

Übung 25: Von Klein zu Groß

Der Unterarm und die Hand liegen auf dem Tisch

Der Zeigefinger beginnt kleine Kreise zu beschreiben, dabei bleiben Hand und Unterarm ruhig. Die Kreise werden größer – das Handgelenk in die Bewegung mit einbezogen. Nun löst sich der Unterarm vom Tisch und kreist mit, der Ellenbogen bleibt auf dem Tisch. Die Kreise werden größer … bis sich auch der Ellenbogen vom Tisch hebt. Zum Schluss wird auch die Schulter mit einbezogen, sodass schließlich der ganze Arm die immer größer werdenden Kreisbewegungen ausführt.

Dann werden die Kreise wieder kleiner und nach und nach stagnieren Schulter, Ellenbogen, Unterarm, Handgelenk und Finger in ihren Bewegungen, bis die Hand wieder ruhig auf dem Tisch liegt.
Nun wird die andere Hand trainiert.

Übung 26: Hände wechseln

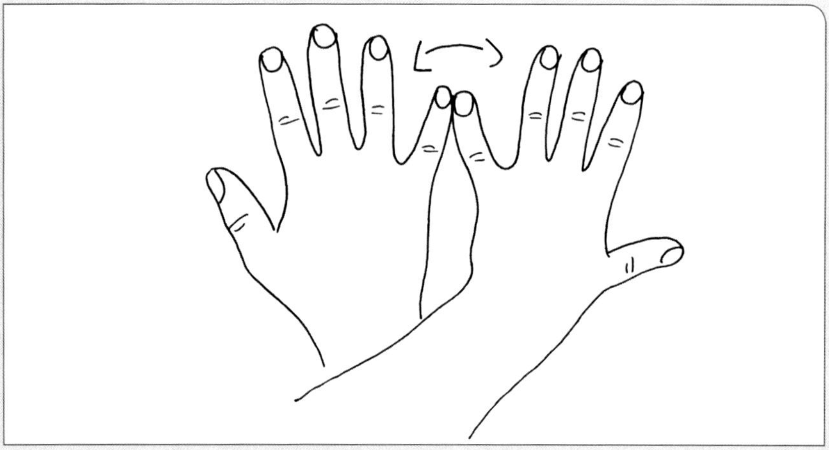

Die Hände liegen locker und entspannt nebeneinander auf dem Tisch.

Jetzt die rechte Hand anheben, über die linke Hand führen und links neben der linken Hand ablegen. Nun die linke Hand unter der rechten hervorziehen, über diese heben und rechts neben der rechten Hand ablegen.

Diese Übung mehrmals wiederholen.

Übung 27: In die Luft malen

Mit der Hand eine liegende und eine stehende Acht malen – dann die Hände wechseln.

Dann Formen – beispielsweise Kreis, Dreieck, Quadrat, Stern, Herz, Blume, Haus – in die Luft malen.

Variation: Mit der rechten Hand den eigenen Vornamen in die Luft malen, mit der linken Hand den Nachnamen.

Übung 28: Über den Tisch laufen

Die rechte Hand läuft mit den Fingern wie eine Spinne über den Tisch.

Anschließend krabbelt die linke Hand mit den Fingern über den Tisch.

Es werden Laufanweisungen gegeben: zur rechten Seite, zur linken Seite, nach hinten, nach vorne, im Kreis usw.

Übung 29: Fingerlaufen

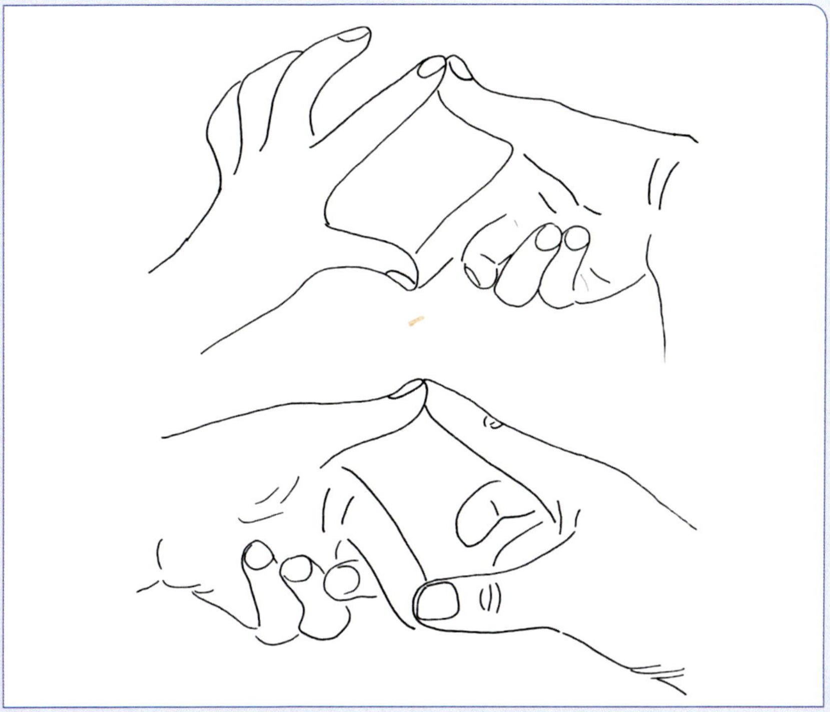

Der Daumen der linken Hand trifft auf den Zeigefinger der rechten Hand. Danach trifft der Zeigefinger der linken Hand auf den Daumen der rechten Hand – durch eine Drehung der Handgelenke.

Dann lösen sich linker Daumen und rechter Zeigefinger und treffen sich oberhalb des anderen Paares wieder. Linker Zeigefinger und rechter Daumen lösen sich und treffen sich oberhalb des anderen Paares wieder usw.

Diese Übung wird auch mit den folgenden Paaren durchgeführt:

- Daumen und Mittelfinger
- Daumen und Ringfinger
- Daumen und kleiner Finger

Übung 30: Blasebalg

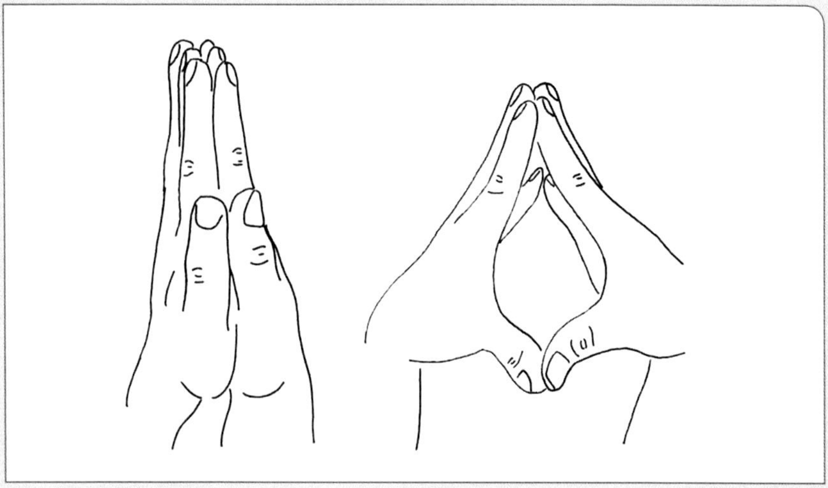

Die Hände treffen sich in Brusthöhe, dabei liegen die Finger und die Handflächen aneinander.

Nun trennen sich die Handflächen in einer langsamen Bewegung – die Fingerkuppen bleiben aber verbunden. Anschließend bewegen sich die Handflächen wieder aufeinander zu, bis sie wieder aneinander liegen.

Diese Übung mehrfach wiederholen.

Übung 31: Daumentreffen

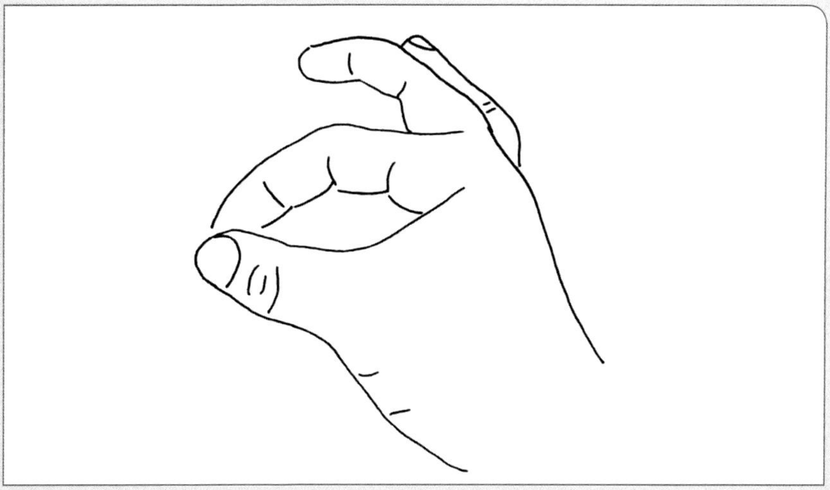

Der Daumen der rechten Hand trifft immer im Wechsel auf den Zeigefinger, den Mittelfinger, den Ringfinger, den kleinen Finger der gleichen Hand.

Danach die gleiche Übung mit der linken Hand wiederholen.

Übung 32: Fingerzeigen

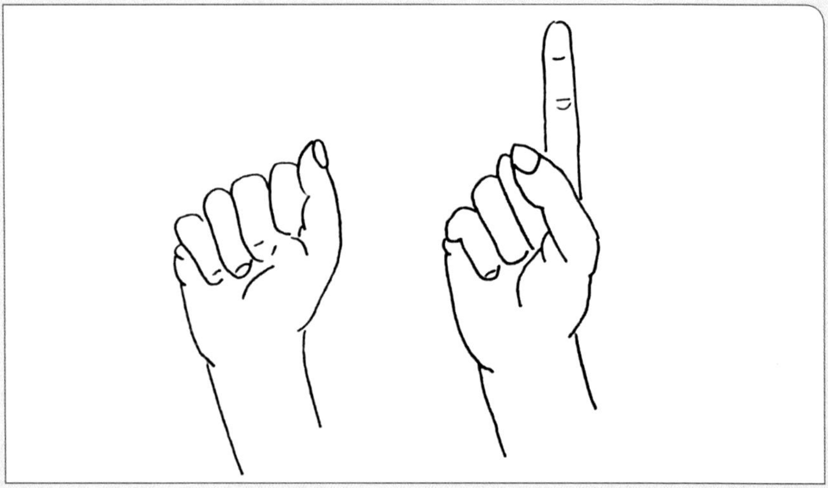

Der Ellenbogen liegt auf dem Tisch; der Unterarm und die Hand werden nach oben gehalten und die Hand als Faust geballt.

Nun nacheinander die Finger einzeln aus der Faust lösen und nach oben zeigen, als ob mit den Fingern gezählt wird. Mit dem Daumen beginnen, dann den Zeigefinger, den Mittelfinger, den Ringfinger und den kleinen Finger nach oben strecken.

Übung 33: **Buch**

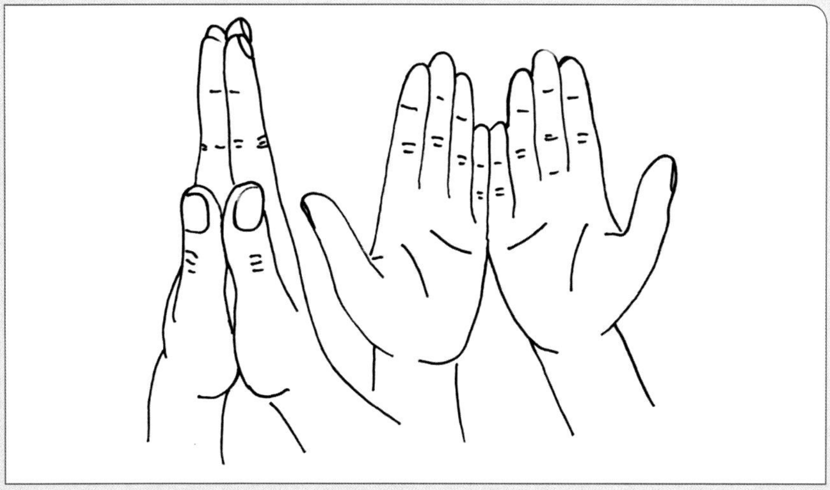

Die Hände treffen sich in Brusthöhe, dabei liegen die Finger und die Handflächen aneinander.

Nun trennen sich die Handflächen und Finger in einer langsamen Bewegung – dabei bleiben aber die Kanten der kleinen Finger miteinander verbunden als wären sie mit einem Scharnier verschraubt. Die Hände werden also wie ein Buch aufgeklappt und wieder zugeklappt.

Diese Übung mehrfach wiederholen.

Übung 34: **Kelch**

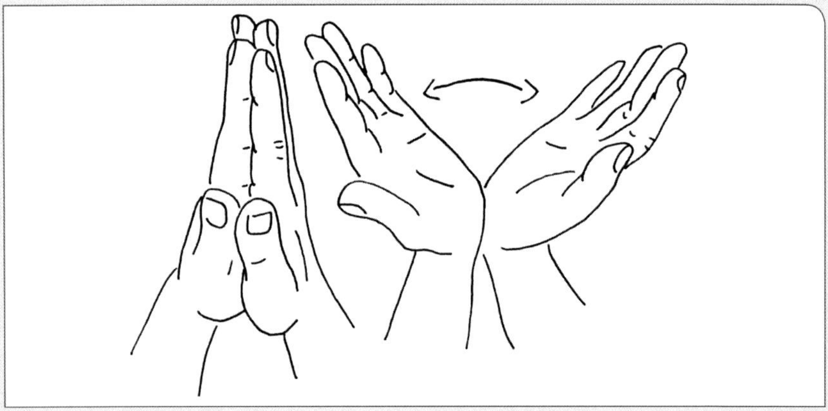

Die Hände treffen sich in Brusthöhe, dabei liegen die Finger und die Handflächen aneinander.

Nun trennen sich die Finger und die Handflächen in einer langsamen Bewegung – dabei bleiben die Handballen oberhalb des Handgelenks miteinander verbunden. Anschließend bewegen sich die Handflächen und Finger wieder aufeinander zu, bis sie wieder aneinander liegen.

Diese Übung mehrfach wiederholen.

Übung 35: Flügel

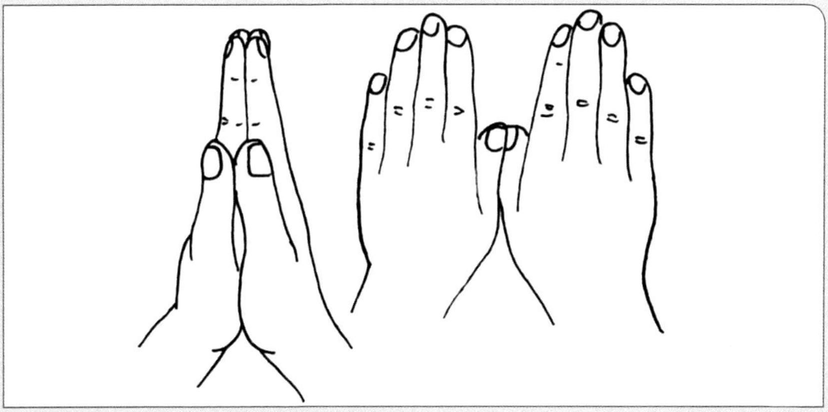

Die Hände treffen sich in Brusthöhe, dabei liegen die Finger und die Handflächen aneinander.

Nun trennen sich die Handflächen und Finger in einer langsamen Bewegung – dabei bleiben aber die Kanten der Daumen miteinander verbunden als wären sie mit einem Scharnier verschraubt.

Die Hände werden also wie ein Paar Flügel auf und zu bewegt.

Diese Übung mehrfach wiederholen.

Übung 36: Drücken

Die Hände treffen sich in Brusthöhe, dabei liegen die Finger und die Handflächen aneinander.

Nun werden die Hände stark gegeneinander gedrückt, die Schultern bleiben dabei möglichst entspannt. Langsam bis drei zählen und den Druck wieder lockern, eventuell die Hände voneinander lösen und etwas ausschütteln.

Dann die Hände erneut zusammenführen und gegeneinander drücken und diese Übung mehrfach wiederholen.

Übung 37: Däumchen drehen

Die Hände treffen sich in Brusthöhe, dabei sind sie wie zum Beten gefaltet.

Nun lösen sich die Handflächen voneinander, die Finger bleiben aber bis auf die Daumen miteinander verschränkt. Dann beginnen die Daumen sich umeinander zu drehen – mal vorwärts, mal rückwärts.

Übung 38: **Zelt**

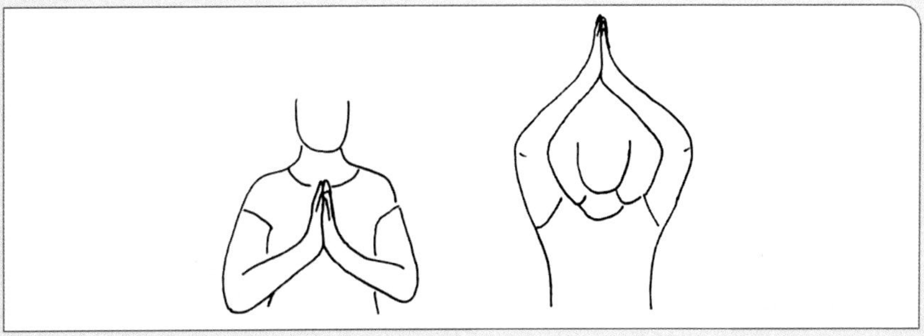

Die Hände treffen sich in Brusthöhe, dabei liegen die Finger und die Handflächen aneinander.

Nun werden die Hände, ohne dass sie sich trennen, langsam nach oben bis über den Kopf gestreckt. Danach wieder langsam auf Brusthöhe senken.

Diese Übung mehrfach wiederholen.

Übung 39: Wechselbeten

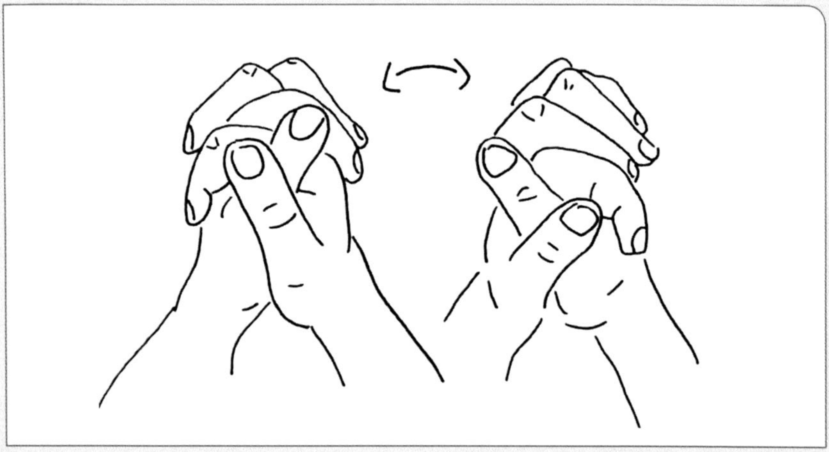

Die Hände treffen sich in Brusthöhe, dabei liegen die Finger und die Handflächen aneinander.

Nun die Hände wie zum Beten falten und wieder flach aneinanderlegen. Dabei aber immer im Wechsel die linken Finger vor die rechten legen und dann umgekehrt.

Geübte können das Ganze auch etwas schneller probieren.

Übung 40: Beten

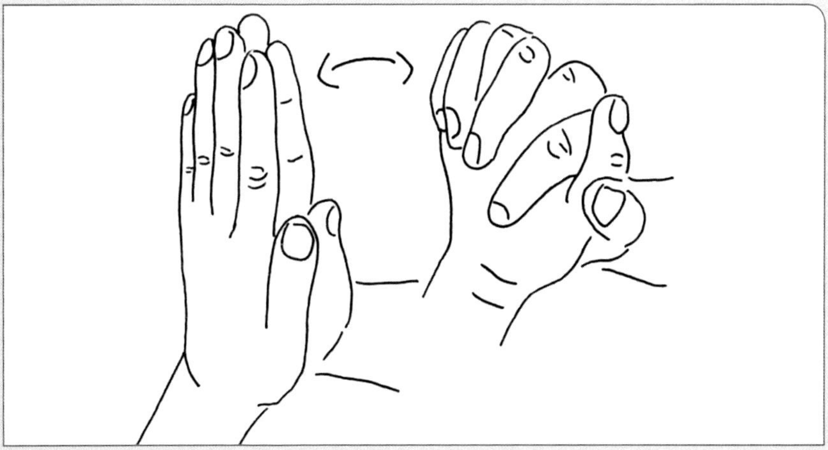

Die Hände treffen sich in Brusthöhe, dabei liegen die Finger und die Handflächen aneinander.

Nun die Hände wie zum Beten falten und anschließend wieder flach aneinanderlegen.

Diese Übung mehrfach wiederholen.

Übung 41: Schaukeln

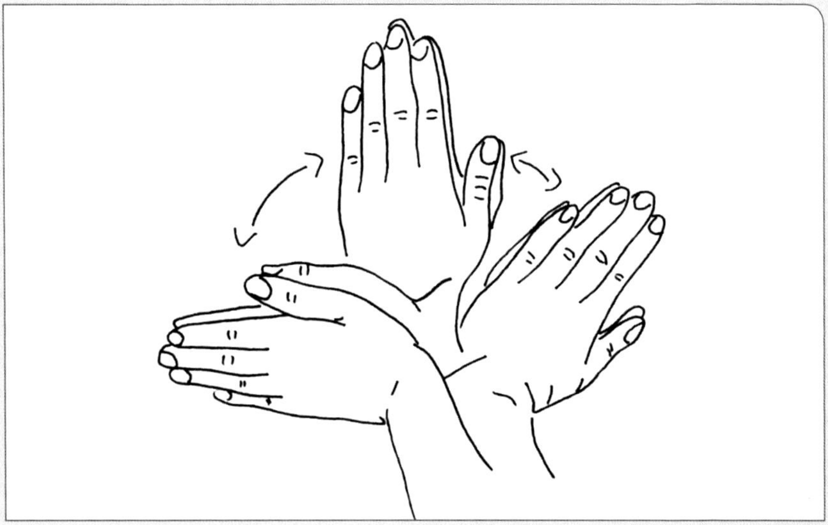

Die Hände treffen sich in Brusthöhe, dabei liegen die Finger und die Handflächen aneinander.

Die Finger zeigen nach oben. Nun die Fingerspitzen langsam vom Körper weg nach vorne/unten führen, dabei bleiben die Hände aneinander gelegt. Wenn es nicht weiter nach vorne/unten geht, bewegen sich die Hände wieder zurück in die Ausgangsposition. Anschließend werden die Fingerspitzen zum Körper/nach innen geführt und dann erneut in die Ausgangsposition gebracht.

Diese Übung dreimal wiederholen.

Übung 42: Fingerfächer

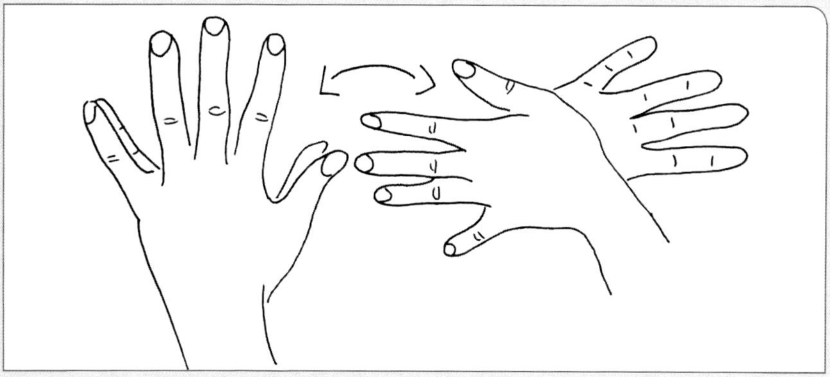

Die Hände treffen sich in Brusthöhe, dabei liegen die Finger und die Handflächen aneinander.

Nun die Finger spreizen – die Handflächen bleiben aber aneinander liegen. Dann die linke Hand vom Körper weg und die rechte Hand zum Körper hin drehen. Die unteren Handballen beider Hände bleiben miteinander verbunden.

Die Hände wieder zurück drehen, sodass sich die Finger wieder treffen. Anschließend die Hände in die andere Richtung drehen.

Diese Übung dreimal je Richtung wiederholen.

Übung 43: Eingreifen

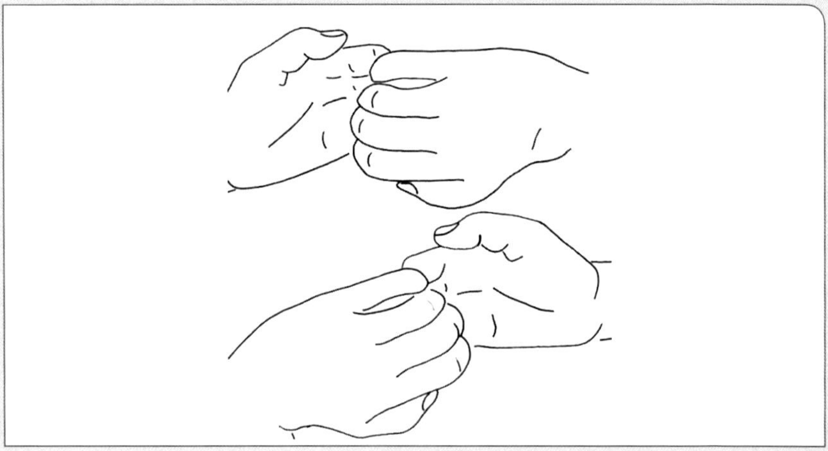

Die Hände treffen sich in Brusthöhe, dabei greifen die Finger gekrümmt ineinander.

Nun ziehen sich die Finger etwas auseinander, ohne sich jedoch voneinander zu lösen. Dann lockert sich der Griff und es wird umgegriffen, d. h. die Hände wechseln die Position.

Die Übung dreimal je Handposition wiederholen.

Übung 44: Schlaufen greifen

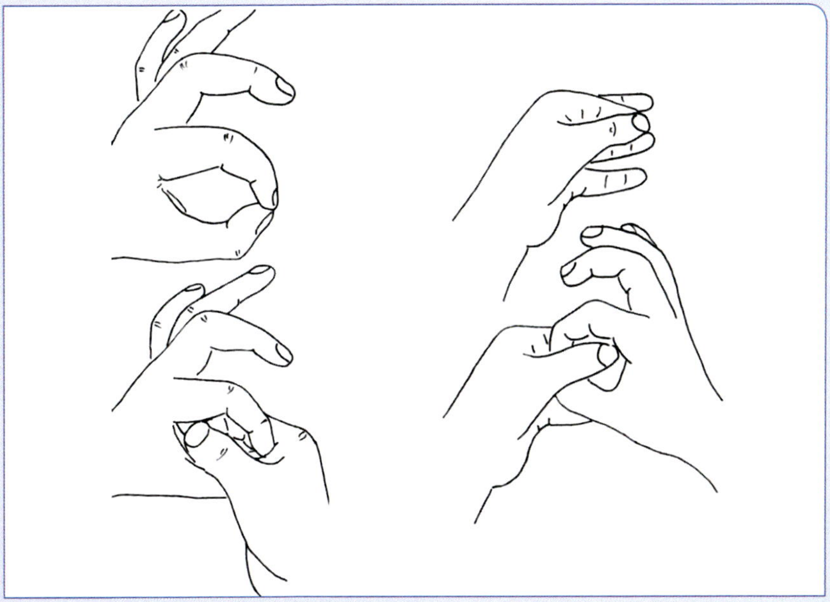

Der Daumen und der Zeigefinger der linken Hand treffen sich an den Fingerspitzen, sodass beide Finger einen stehenden Kreis beschreiben. Nun greifen die Fingerspitzen des rechten Daumen und des rechten Zeigefingers in den Kreis und treffen sich, sodass sie einen liegenden Kreis beschreiben.

Dann trennen sich alle Finger voneinander.

Im nächsten Schritt finden sich die Finger wieder in ineinander verschränkten Kreisen zusammen, wobei die Position der Hände gewechselt wird.

Diese Übung mehrfach im Wechsel und auch mit den anderen Fingern – etwa Daumen mit Mittel-, Ring- oder kleinem Finger – durchführen.

Übung 45: Fingertreffen

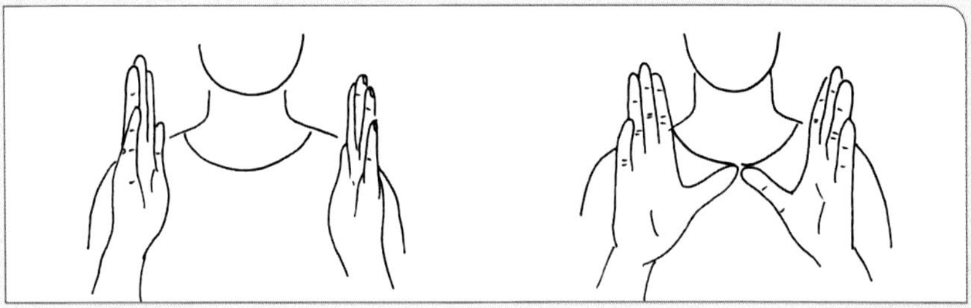

Die Hände etwa schulterbreit vor den Brustkorb halten. Nun treffen sich beide Daumen an den Fingerspitzen und lösen sich wieder, indem die Hände in die Ausgangsposition zurückgeführt werden.

Diese Übung mit allen Fingern beider Hände durchführen.

Übung 46: Spitz und stumpf

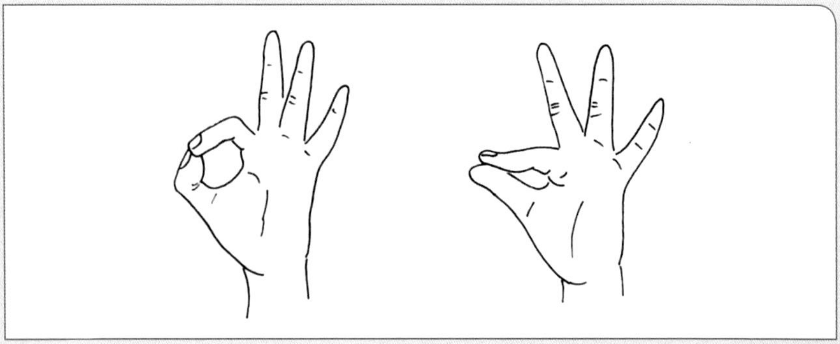

Der Daumen und der Zeigefinger treffen an den Fingerspitzen, sodass sie einen Kreis beschreiben. Nun die Finger aus dem Kreis langsam in eine Streckung bewegen – sie liegen jetzt mit dem jeweils ersten Fingerglied aufeinander. Mehrfach wiederholen.

Diese Übung mit allen Fingern beider Hände durchführen.

Übung 47: Eingeklemmt

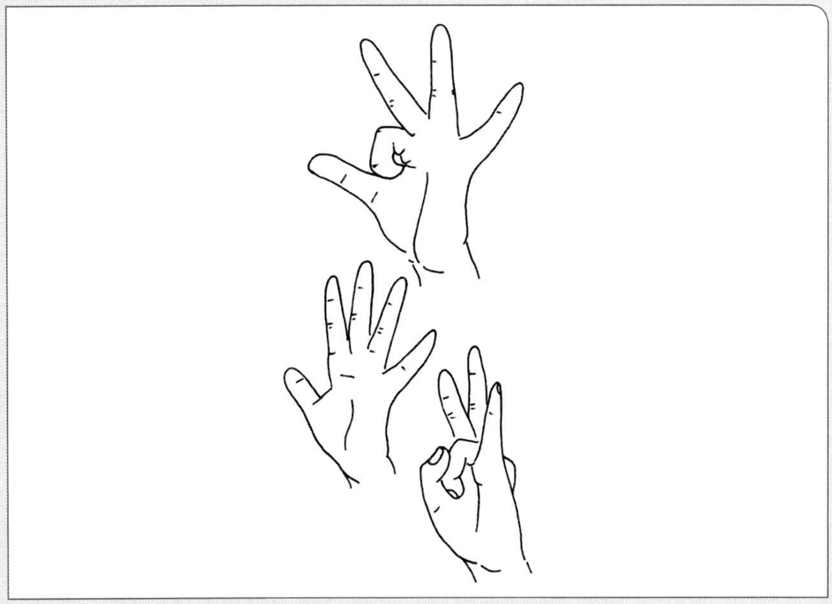

Der Daumen und der Zeigefinger treffen sich, indem der Zeigefinger so gebeugt wird, dass er fast eingerollt erscheint. Der Daumen hält dabei den Zeigefinger in dieser Haltung für ein paar Sekunden fest.

Dann wird der Zeigefinger wieder freigegeben und alle Finger strecken sich. Dreimal wiederholen.

Diese Übung nacheinander mit allen Fingern beider Hände durchführen.

Übung 48: Ruhe und Entspannung

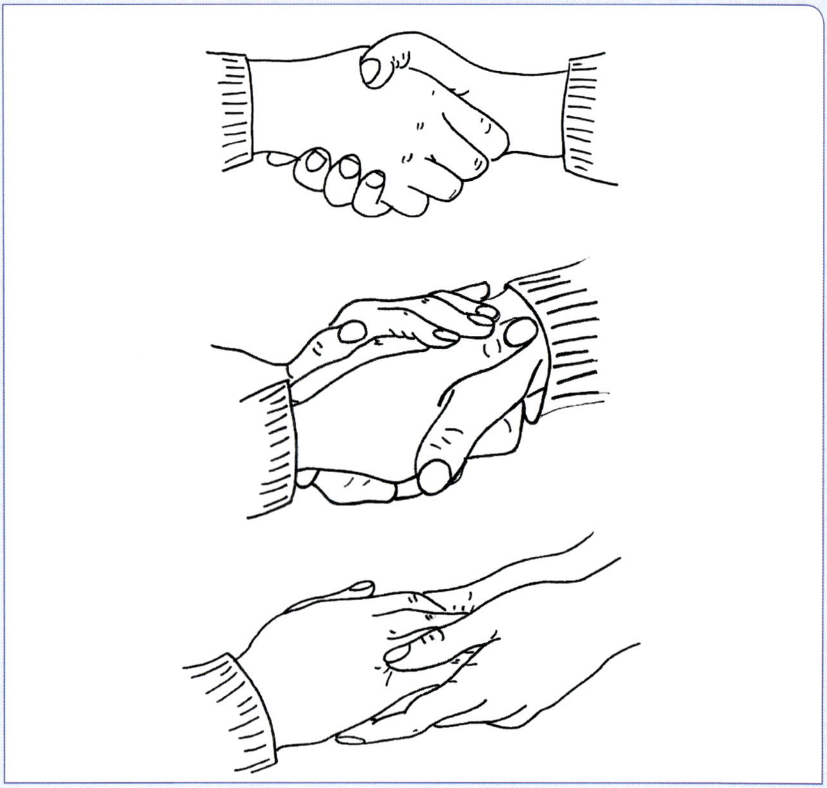

Nach getaner Arbeit sollten die Hände etwas ruhen und entspannen.

Verteilen Sie dazu – wenn möglich – kleine angewärmte Kirschkern- oder Körnerkissen an die Teilnehmer. Kleine Wärmflaschen oder gewärmte Handtücher erfüllen auch den Zweck. Sollte dies nicht möglich sein, können auch kleine Plüschkissen eingesetzt werden.

Nun legen alle ihre Hände auf die Kissen, die anschließend mit einem schönen Tuch abgedeckt werden. Es gilt, die wohltuende Wärme für ein paar Minuten zu spüren und die Ruhe zu genießen.

Danach werden die Hände wieder aufgedeckt und von den Kissen genommen. Wer mag, kann seine Hände nun noch mit einer wohlduftenden, nicht fettenden Handcreme eincremen. Dabei die einzelnen Finger, den Handballen und -rücken massieren und auch die Zwischenräume nicht vergessen.

Zum Abschluss verabschieden Sie sich von jedem Teilnehmer – natürlich indem Sie jedem Einzelnen die Hand reichen. Auch dafür gibt es unterschiedliche Möglichkeiten … (siehe Zeichnungen).